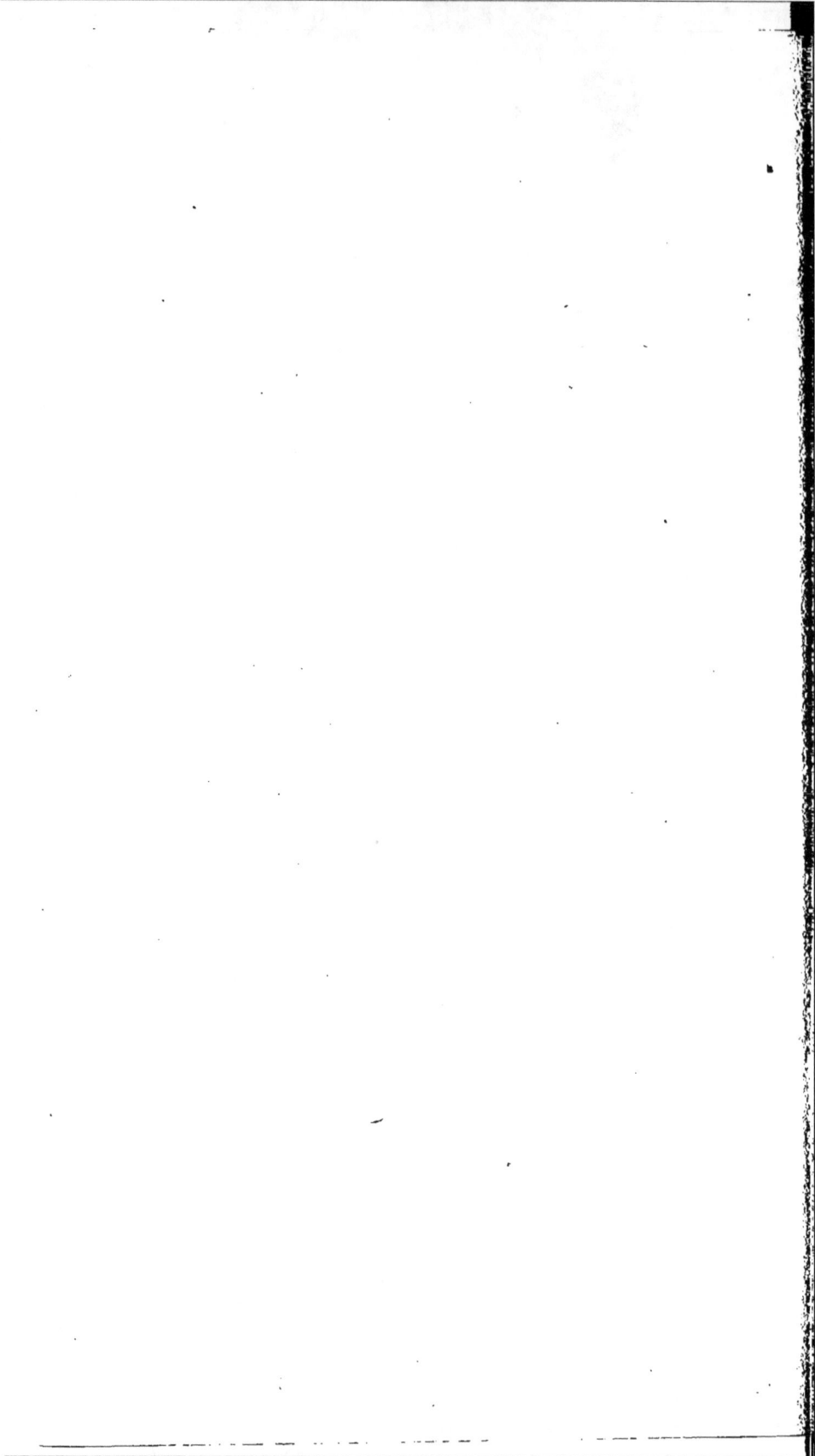

QUELQUES MOTS

SUR LA

PROPRETÉ & L'HYGIÈNE

DU SOLDAT

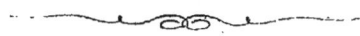

La propreté est la moitié d'une vertu.

S. AUGUSTIN.

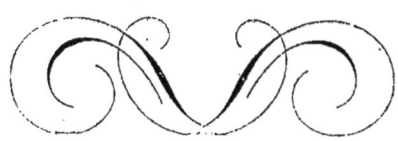

DIJON

IMPRIMERIE J. MARCHAND, RUE BASSANO, 12

—

1871

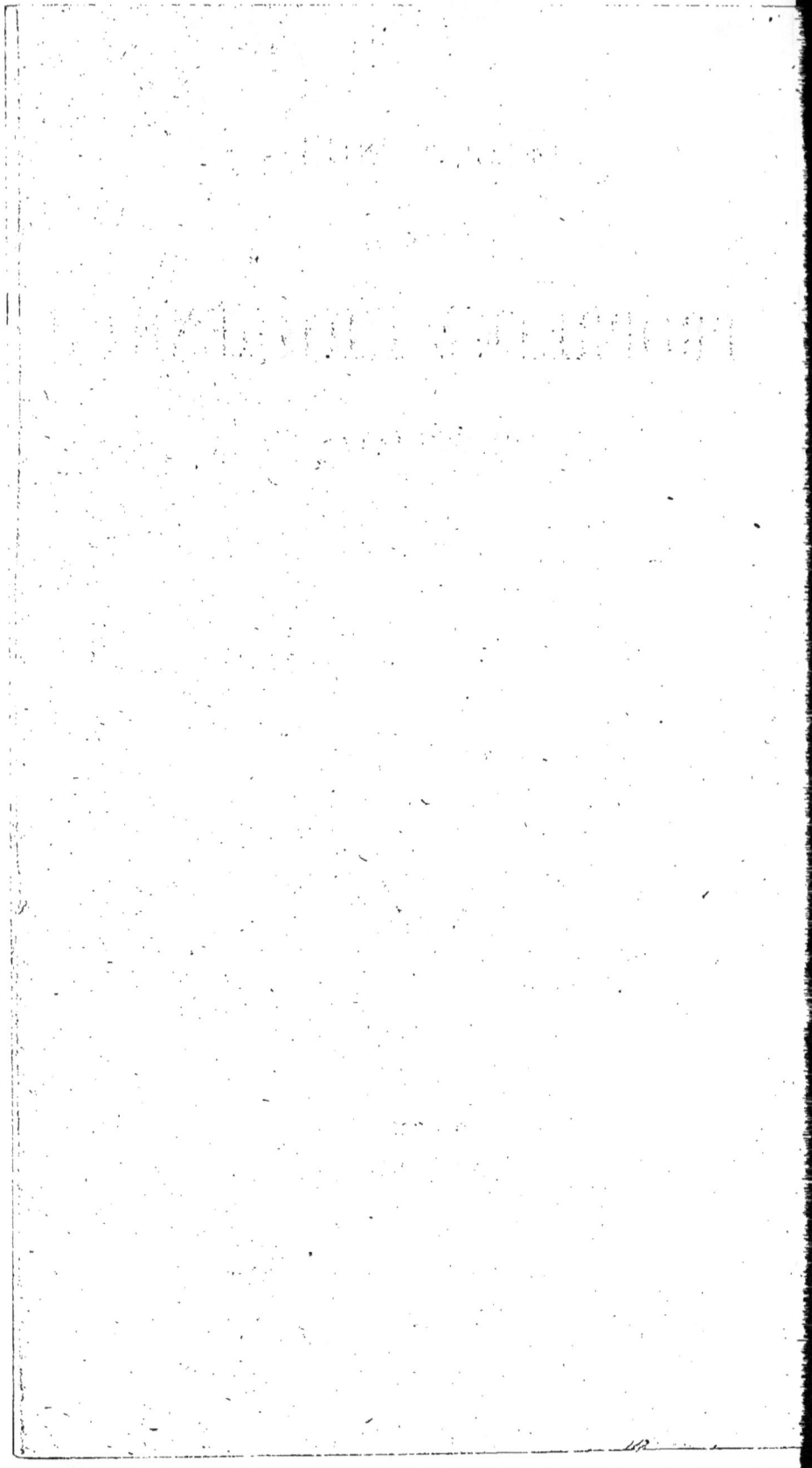

QUELQUES MOTS

SUR LA

PROPRETÉ ET L'HYGIÈNE

DU SOLDAT

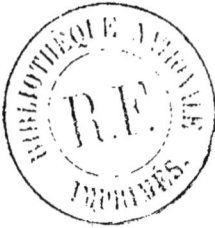

La propreté est la moitié d'une vertu.

S. AUGUSTIN.

1871

Cette note, comme beaucoup de mémoires plus importants, est tombée dans l'abîme des cartons.

Elle date de 1866. Le ministre de la guerre de cette époque a fait à l'auteur quelques félicitations, en lui affirmant toutefois que son travail *manquait d'opportunité*.

En 1866, comme on dépensait beaucoup d'argent pour des choses fort inutiles, on n'en trouvait pas pour les choses essentiellement utiles.

L'auteur avait pensé qu'il y avait toujours opportunité à rendre propre ce qui ne l'est pas.

Il est encore de cet avis, et comme il croit que c'est l'avis général, il soumet simplement son idée aux officiers et aux médecins de l'armée.

MOULINS, 22 août 1871.

V. MARCHAND,

Chef de bataillon du génie.

QUELQUES MOTS

SUR LA

PROPRETÉ ET L'HYGIÈNE

DU SOLDAT

———•◦◦❁◦◦•———

La propreté est la moitié d'une vertu.
S. AUGUSTIN.

Il est certain qu'il n'y a rien de plus propre et de plus
soigné à l'extérieur que le soldat français.

Ses habits sont parfaitement brossés, on n'y peut voir
un atòme de poussière.

Ses souliers sont cirés d'une manière irréprochable ;
son ceinturon, ses armes, ne laissent rien à désirer.

Et cependant tout cela cache une malpropreté ex-
trême. Il faut entrer le matin, avant l'ouverture des
fenêtres, dans une chambre de troupe. L'odeur infecte
qu'on y respire est près de vous asphyxier.

Parmi les odeurs les plus répugnantes, il faut citer en première ligne celle des balayures des chambres de caserne. Les émanations du fumier, celles des fosses d'aisance ne sont rien en comparaison.

Mais qu'on examine de près le soldat lui-même. Les pieds sont d'une saleté repoussante, le corps, qui n'est lavé que pendant la belle saison à la rivière, est recouvert d'une couche huileuse d'une odeur fétide pendant neuf mois de l'année.

Les cheveux, sur lesquels le soldat a l'habitude d'essuyer ses mains quand celles-ci ont touché quelque chose de malpropre, ne répandent pas un parfum très-recommandable.

Enfin, il faut entendre les médecins militaires qui extirpent les dents de leurs administrés pour être édifié sur la saleté interne d'un grand nombre de bouches où la brosse à dents n'a jamais passé.

Qui n'a vu, dans les chambres de caserne, certains hommes (ce sont les plus propres) s'installer dans un coin avec la cruche de la chambre, puis remplir adroitement d'eau leur bouche ouverte au jet jaillissant, puis verser dans leurs mains, à petits flots, cette eau mélangée de salive, et se laver avec soin la figure, la tête et les mains.

Tout cela est sans doute naïvement malpropre, mais ne compromet pas la santé.

Ce qui est absolument contraire à l'hygiène, c'est l'absence de bains de pieds et de bains de corps fréquents. La respiration cutanée se fait mal, et, d'autre part, les émanations de ces saletés invétérées et accumulées, rendent l'air des chambres peu respirable et malsain.

Il ne faut pas se le dissimuler : dans le soldat, l'*habit*

est extrêmement propre, mais l'*homme* est affreusement sale.

Il serait assez peu raisonnable de faire ressortir ces faits, si on n'avait pas à proposer, pour y remédier, un moyen très-simple et très-peu coûteux.

Les officiers et les médecins militaires qui ont servi en Algérie, et il y en a infiniment dans l'armée, savent tous combien le bain arabe est simple, *quand on le prend uniquement au point de vue de la propreté.*

Il n'y a pas de bain qui dépense moins de bois, et qui soit plus tôt pris.

S'il est donc une espèce de bain qui puisse s'appliquer à l'armée, et s'introduire dans son régime hygiénique pour le modifier avantageusement, c'est le bain arabe, autrement nommé bain maure, ou bain de vapeur, et qu'on pourrait appeler mieux encore : Bain à l'éponge.

Que faut-il pour en établir un ? Deux chambres contiguës d'un rez-de-chaussée de caserne, et quelques mesures administratives bien entendues et sagement appliquées.

La première des deux chambres (1) est munie de bancs, de porte-manteaux et de chevilles avec des numéros, pour suspendre en ordre les habits. C'est le vestiaire. C'est là qu'on s'habille et qu'on se déshabille. Cette salle est planchéiée ou carrelée, mais en tout cas garnie d'une natte.

Entre le vestiaire et la salle de vapeur est un couloir

(1) Il vaudrait mieux trois chambres : 1° le vestiaire, 2° l'étuve, 3° une chambre pour s'essuyer avant de rentrer dans le vestiaire.

étroit, fermé par deux ou trois portes légères et se refermant d'elles-mêmes.

Cette salle de vapeur, ou étuve, est construite en briques de champ (1) et ciment de Vassy. Les parois légères, ainsi formées, sont parallèles aux murs, et à 50 ou 60 centimètres de ces murs auxquels elles sont reliées de distance en distance par de petits arceaux pour plus de solidité. Il faut qu'on puisse circuler dans ce manchon, lequel est nécessaire pour plusieurs raisons. D'abord il isole des murs les cloisons toujours humides, ensuite l'air qu'il contient, et qui est mauvais conducteur de la chaleur, empêche la déperdition de la chaleur de l'étuve.

La partie supérieure est recouverte par une voûte surbaissée en briques de champ et ciment de Vassy comme les parois. Cette partie supérieure reste à 50 ou 60 centimètres au-dessous du plafond de la chambre primitive (2).

Le sol de l'étuve est un plancher en chêne à larges joints ou à claire-voie. L'eau avec laquelle on se lave passe au travers et va tomber à 30 ou 40 centimètres plus bas sur un dallage bien cimenté et incliné qui conduit l'eau malpropre au dehors.

Entre le fond de la chambre primitive et la cloison parallèle de l'étuve sont placés le fourneau et la chaudière à vapeur.

(1) On prendra des briques creuses de préférence, parce qu'à cause de l'air qu'elles contiennent elles sont moins conductrices de la chaleur.

(2) Moins la voûte sera haute, moins l'espace à échauffer sera grand, moins il faudra de vapeur. En donnant à la voûte 2,50 ou 2,80 à son point culminant au-dessus du plancher, et 2,00 aux naissances, ce sera suffisant comme minimum.

La cheminée en fonte du fourneau passe entre le plancher et le dallage, afin que la salle soit déjà échauffée quand la vapeur commence à se produire et qu'il y ait moins de vapeur condensée par le froid relatif des parois.

Le mobilier de cette salle consiste uniquement en quelques bancs et vases en bois ou en zinc ; deux robinets, l'un d'eau chaude, l'autre d'eau froide, permettent de mettre de l'eau tiède dans chaque vase, où est une grosse et rude éponge. Un vase placé dans un coin contient du savon analogue à celui dont se servent les Arabes, et au moyen duquel, par un léger frottement, on peut être couvert de mousse des pieds à la tête. Un coup d'éponge l'enlève. Tel est l'aménagement intérieur de l'étuve.

Un homme entre. Au bout de quelques minutes, il commence à entrer en transpiration ; il va à un des vases, se frotte de savon, puis s'éponge de haut en bas. C'est l'affaire de dix minutes ou d'un quart d'heure au maximum. Il sort de là parfaitement propre. On lui donne un linge, il s'essuie, et repasse dans le vestiaire qui est chauffé à une température convenable. Il s'habille, puis sort et retourne à la chambre, où il doit rester pendant quelque temps avant de sortir du quartier.

Par prudence, on peut admettre que pendant les gelées, il n'y aura pas de bains. Messieurs les médecins des corps auront d'ailleurs la complète direction des bains de propreté dont ils règleront l'usage. Mais sauf au moment des gelées, nous pensons qu'il y a tout avantage à mettre ce système en pratique.

Après l'avoir sommairement exposé, entrons dans quelques détails.

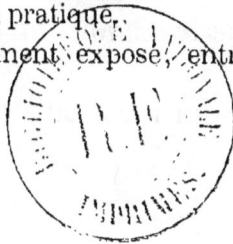

Supposons qu'on puisse faire entrer vingt hommes à la fois. Il leur faudra cinq minutes pour se déshabiller, quinze minutes à l'étuve et dix minutes pour se rhabiller, soit une demi-heure. Ajoutons un quart d'heure en plus pour le temps perdu, soit trois quarts d'heure. En une heure et demie, 40 hommes y auraient passé, et en six heures, 160. Pendant une semaine de six jours, on pourrait donc faire baigner 960 hommes, c'est-à-dire presque l'effectif ordinaire d'un régiment.

Et avec quelle simple et facile installation !

Suivant les localités à approprier, l'organisation du vestiaire et de la salle de vapeur coûtera plus ou moins ; mais il semble, par approximation, que cela ne peut pas dépasser 3,000 francs. Quand cette somme serait doublée, elle serait encore minime au point de vue du résultat obtenu. Nous venons de calculer qu'on pouvait faire baigner 960 hommes par semaine de six jours, en comptant seulement sur six heures par jour.

Dans une année, s'il s'agissait d'un établissement civil, on pourrait donc donner 50,000 bains au moins ; mais dans un établissement militaire, en supposant qu'on fasse baigner les hommes chaque mois une fois pendant les neuf mois où les bains de rivière ne se peuvent prendre et en ne chauffant qu'*une semaine par mois*, on distribuera de 8 à 9,000 bains facilement. Or, l'intérêt annuel du capital déboursé, qui varierait de 150 à 300 francs, serait bien peu de chose en vérité et représenterait *deux centimes environ* par bain (1).

(1) Et ce ne serait plus qu'un demi-centime si la garnison était

Nous manquons de renseignements précis au sujet de la dépense en combustible. Nous n'avons à ce sujet, comme point de départ, que les bains arabes, lesquels coûtent très-peu cher. Quelques centimes seulement.

La main d'œuvre sera minime ; elle sera toute militaire et ne coûtera rien. Il n'y a donc que la dépense de combustible, et celle du linge nécessaire pour s'essuyer.

Nous avons vu à Tlemcen une chaudière de bains maures entretenue avec du fumier sec et des débris de tout genre. Quand la salle est échauffée, il faut peu de combustible pour l'entretenir au point convenable.

Et nous avons sur les Arabes, au point de vue de la production de la vapeur à bon marché, un très-grand avantage. Nous avons la houille et la chaudière tubulaire.

Mais ici il faut l'expérience. Ce qu'on peut dire *à priori*, c'est que la quantité de chaleur nécessaire et par suite la quantité de combustible, est infiniment moins grande que pour les bains ordinaires. Aussi il serait impossible de songer à appliquer à l'armée l'usage fréquent des bains de baignoire usités en Europe, mais qui sont à peu près le privilége exclusif de la classe riche ou aisée.

C'est donc *une expérience* que nous sollicitons. Pour l'obtenir, continuons ce que nous avons commencé, c'est-à-dire faisons ressortir certains avantages du bain de vapeur que nous n'avons pas encore signalés.

Plusieurs médecins militaires que nous avons connus

___

assez considérable pour qu'on chauffât en tout temps, c'est-à-dire quatre semaines par mois pendant neuf mois.

en Algérie et qui, attachés aux bureaux arabes, ont pu examiner de près la population indigène, nous ont dit que le nombre des individus plus ou moins attaqués de maladies syphilitiques était considérable, et que si ce virus n'était pas plus cruel dans ses effets, c'était par suite de deux causes ; la transpiration naturelle produite par les chaleurs de l'été, *et la transpiration artificielle* encore plus abondante que cause le bain arabe. Les arabes malades usent et abusent du bain. Mais le bain de vapeur est tel qu'on peut en exagérer l'usage sans grand danger, sans inconvénient autre qu'un affaiblissement momentané.

Il y a, au point de vue hygiénique, une très-grande différence entre le bain français pris dans l'eau, et le bain arabe pris dans la vapeur. Dans l'eau la peau *absorbe* une certaine quantité de ce liquide; mais si l'eau n'est pas mêlée de substances médicamenteuses il n'y a pas par cela même purification du sang, bien qu'il puisse y avoir et qu'il y ait généralement amélioration de la santé.

Mais dans le bain de vapeur, au contraire, les pores s'ouvrent davantage qu'à l'ordinaire, et une transpiration abondante se produit si on y reste longtemps plongé; elle est légère si on y reste peu de temps; mais toujours par suite de la transpiration provoquée, le sang se débarrasse, et rejette à l'extérieur une partie des principes impurs qu'il peut contenir.

Outre son emploi facile au point de vue de la propreté, le bain de vapeur a donc encore l'avantage de combattre la tendance au lymphatisme, aux scrofules, et d'achever la guérison de certaines maladies qui ont pu laisser quelques traces.

Les médecins des corps de troupes seront les directeurs naturels de ces établissements d'hygiène, comme ils le sont déjà des infirmeries régimentaires, et rien n'empêchera de multiplier les bains de cette nature pour quelques hommes en particulier dont la santé pourrait en être améliorée.

Les douleurs rhumatismales que certains soldats ou sous-officiers éprouvent souvent et qui proviennent de causes diverses, blessures ou refroidissements, recevront là un adoucissement certain qui, peut-être, ira jusqu'à la guérison.

Les officiers eux-mêmes ne dédaigneront pas d'employer parfois ce moyen, et iront profiter de l'étuve régimentaire un peu après ou avant l'heure consacrée à la troupe.

Pour notre part nous avons toujours préféré, après en avoir comparé les effets, le bain de vapeur peu prolongé au bain de baignoire.

Nous nous souvenons d'ailleurs qu'un de nos plus braves généraux de l'armée d'Afrique qui est mort glorieusement à Laghouat, et qui commandait à Mascara en 1852, s'était fait établir dans un très-petit cabinet une petite étuve, une sorte de bain maure en miniature où il allait passer quelques heures chaque fois qu'il souffrait violemment d'anciennes et cruelles blessures.

Il nous semble que les anciens officiers d'Algérie et surtout les médecins militaires dont plusieurs ont déjà donné à l'idée que nous émettons ici un accueil favorable, voudront bien se joindre à nous pour solliciter M. le Ministre de la guerre et le prier de vouloir bien ordonner qu'à cet égard *une* expérience soit faite ; expérience qui serait entourée de toutes les précautions nécessaires pour être concluante.

Si les résultats en étaient favorables, on généraliserait *peu à peu* ce système et on établirait ainsi dans l'armée, une propreté telle que la classe moyenne elle-même de la population civile ne peut prétendre actuellement à en approcher.

Nous ne doutons même pas que les chefs de grands ateliers et d'usines dont les ouvriers sont toujours et forcément noirs et malpropres, n'installent à proximité de leur chaudière à vapeur (1), une salle de bain de cette nature où tous les samedis soirs, ou plusieurs fois par semaine, on se dépouillerait en quelques minutes de toute trace de malpropreté inhérente à la fonction.

Quand on aurait vu à quel bas prix et en combien peu de temps on peut obtenir une propreté parfaite, il se créerait dans les quartiers pauvres et populeux de villes manufacturières, des bains de vapeur dont l'usage se répandrait promptement.

De même que l'esprit régit le corps, de même aussi, parfois, les habitudes du corps réagissent sur les dispositions morales, et il ne faut pas avoir beaucoup observé pour avoir remarqué qu'un soldat quand il est en tenue, qu'un homme ou une femme du peuple quand ils sont proprement habillés, sont, par cela même, dans une situation d'esprit spéciale, qui leur donne une sorte de retenue et de convenance exceptionnelles.

Généraliser la propreté, c'est donc répandre à la fois la santé et la délicatesse morale. C'est élever le niveau gé-

---

(1) Il y a dans les machines à vapeur énormément de vapeur perdue qu'on pourrait diriger dans l'étuve, laquelle serait ainsi chauffée sans dépense aucune.

néral au point de vue moral comme au point de vue physique.

Ces conclusions tendent à nous faire espérer que M. le Ministre de la guerre voudra bien accueillir favorablement notre projet et prescrire sur une échelle, restreinte d'abord, une expérience suffisamment concluante pour faire ressortir les avantages incontestables de l'introduction du *bain à l'éponge* dans l'hygiène et le régime du soldat.

Melun, 11 février 1866.

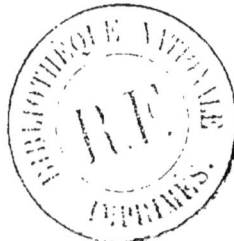

Le *Chef de bataillon du Génie,*

V. MARCHAND.

DIJON, IMPRIMERIE J. MARCHAND, RUE BASSANO, 12.